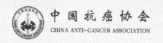

中国抗癌协会
CHINA ANTI-CANCER ASSOCIATION

多原发和不明原发肿瘤

中国肿瘤整合诊治指南（CACA）

CACA GUIDELINES FOR HOLISTIC INTEGRATIVE MANAGEMENT OF CANCER

2022

丛书主编 ◎ 樊代明

主　　编 ◎ 胡夕春

U0244815

天津出版传媒集团

天津科学技术出版社

图书在版编目(CIP)数据

中国肿瘤整合诊治指南. 多原发和不明原发肿瘤.
2022 / 樊代明丛书主编; 胡夕春主编. -- 天津: 天津
科学技术出版社, 2022.6
ISBN 978-7-5742-0125-5

Ⅰ.①中… Ⅱ.①樊… ②胡… Ⅲ.①多发性原发肿
瘤—诊疗—指南 Ⅳ.①R73-62

中国版本图书馆CIP数据核字(2022)第104723号

中国肿瘤整合诊治指南. 多原发和不明原发肿瘤. 2022
ZHONGGUO ZHONGLIU ZHENGHE ZHENZHI ZHINAN.
DUOYUANFA HE BUMING YUANFA ZHONGLIU.2022

策划编辑: 方   艳
责任编辑: 张   跃
责任印制: 兰   毅

出   版: 天津出版传媒集团
            天津科学技术出版社
地   址: 天津市西康路35号
邮   编: 300051
电   话: (022)23332390
网   址: www.tjkjcbs.com.cn
发   行: 新华书店经销
印   刷: 天津中图印刷科技有限公司

开本787×1092   1/32   印张2.125   字数39 000
2022年6月第1版第1次印刷
定价:22.00元

目录

第一章

原发灶不明肿瘤

第一节 原发灶不明肿瘤诊疗总则

1 原发灶不明肿瘤诊疗总则

原发灶不明肿瘤（Cancer of unknown primary，CUP），也称原发不明肿瘤、不明原发肿瘤、隐匿性××癌。CUP的诊疗存在巨大挑战，因为任何可能提示原发灶的蛛丝马迹都不能遗漏。需要详细询问病史、仔细体格检查，尽可能发现诊断线索。影像学检查包括超声、X线、CT、MRI、ECT、PET/CT等，根据疑似原发部位，选择相应的检查手段，或直接PET/CT。CUP诊疗过程中内镜检查的选择强调临床导向的内镜检查，而不是盲目地全部检查。其他有助于发现原发灶的方法：前哨淋巴结理论、通过椎前静脉丛播散的孤立性或局限性骨转移、^{18}F-FES PET/CT（雌激素受体靶向分子影像）、神经内分泌显像等肿瘤特异性分子标志PET/CT显像。肿瘤标志物，特别是肿瘤标志物谱有助于提示原发肿瘤的部位或系统。组织病理学诊断是CUP诊断的金标准，若无法取得组织标本，细胞团块加免疫组化可作为诊断依据。CUP临床诊断有2个基本原则：首先考虑我国常见恶性肿瘤是原发癌的可能性；不要误诊或漏诊预后好或可治愈的肿瘤。为制定个体化的精准药物治疗方案，建议行二代测序（NGS）检测、肿瘤组织起源基因检测；推荐参加多学科整合诊治讨论（MDT to HIM）；积极推荐参加临床试验治疗，或参照NGS及肿瘤组织起源检测结果给予特异性治疗，或给予经验性治疗。需要强调的是，寻找原发灶是一个长期过程，有些原发灶可在数月甚至数年后才出现，一旦出现新发病灶疑似为原发病灶时，需再次活检证实。CUP诊疗过程中，应定期随访复诊。

2　流行病学

CUP占所有癌症新发病例的2%~10%。欧美多个国家登记处数据显示，欧洲CUP的发病率在1990年或2000年之前一直呈上升趋势，然后开始下降。美国的发病高峰在1980年左右，在后来几十年中以每年3.6%的速度下降。澳大利亚的发病趋势与欧洲国家类似。目前欧洲的发病率为5.8~8例/10万人。美国为4.1例/10万人。中国的数据尚未有过报道。CUP的发病率随年龄增长显著增加，40岁以下不常见，80岁左右达最高峰。男性CUP发病率在一些国家略高于女性。研究报道呼吸和消化器官的CUP占比最高，最常记录的单个转移部位是肝脏，仍有很大一部分病例在癌症登记数据中没有未知原发灶特定部位的记录。CUP最多的组织学亚型是腺癌，占42%~50%，其次是低分化癌和鳞癌。

3　原发灶不明肿瘤诊断的书写建议

3.1　规范输入CUP的疾病代码

3.2　CUP诊断书写

原发灶不明肿瘤，肿瘤累及部位，可能的原发部位。例：原发灶不明腺癌，骨、后腹膜淋巴结转移，卵巢原发？

（1）如卵巢有病灶，不明确是否为原发，写卵巢原发可能。

（2）如卵巢未看到病灶，临床或病理怀疑卵巢来源，写卵巢来源可能。

3.3　转移灶书写顺序

转移灶按严重程度依次书写，依次为脑、肝、肺、骨、淋巴结。如：原发灶不明鳞（腺、神经内分泌等）癌，脑、肝、肺、骨、淋巴结转移。

3.4 诊断书写的其他内容

（1）伴随疾病且目前正在接受治疗。

（2）严重疾病，虽然已经恢复但可能影响药物治疗的选择，如心肌梗死、脑卒中等。

（3）严重症状和实验室检查需要处理的，如心包积液、病理性骨折、Ⅳ度血小板减少等。

4 原发灶不明肿瘤的 MDT to HIM 诊疗模式

4.1 MDT to HIM 学科构成

肿瘤内科、外科、放射治疗科、诊断科室（病理科、影像科、超声科、核医学科等）、介入科、内镜科、护理部、心理学专家、营养支持及社会工作者等。

4.2 MDT to HIM 成员要求

至少应包括：肿瘤内科、外科、放射诊断、核医学、组织病理学、细胞病理学的医师各1名，其他专业医师若干名，所有参与 MDT to HIM 讨论的医师应具有副高级以上职称，有独立诊断和治疗能力。

4.3 MDT to HIM 讨论内容

患者可能的原发病灶，需要进一步的检查和处理等。

4.4 MDT to HIM 日常活动

固定专家，固定时间，固定场所，每周一次，提前把病史及影像学资料等交由相关专家。

5 原发灶不明肿瘤的 MDT to HIM 讨论结果模版

多学科专家讨论后认为：根据患者病史、症状、体检、影像学、内镜检查、病理检查等，诊断为……若专家讨论结果明确肿瘤来源，参照目前指南推荐治疗方案；若专家讨论结果初步怀疑肿瘤来源，病理科补充相应瘤种的免疫组化检测，并可推荐肿瘤组织起源基因检测。

建议 ctDNA 或组织 NGS 检测，寻找可能的治疗药物。

制定全程和全方位治疗策略：评估近期发生重大不良事件的可能性。如：病理性骨折、脊髓压迫和心包填塞等，给予预防和治疗措施；若患者存在其他基础疾病，建议专科就诊（如慢性乙型肝炎、结核、高血压、糖尿病等）；原发灶不明肿瘤专病门诊或肿瘤科门诊随诊。

第二节　原发灶不明肿瘤的诊断原则

1　疑似原发灶不明肿瘤

表1-1　疑似原发灶不明肿瘤的诊断

	常规项目	特殊项目
初始评估	完整的病史和体检：包括乳腺、泌尿生殖道、盆腔、肛检，特别关注：过去活检史或恶性肿瘤史、曾切除的病变（必要时再次免疫组化检测）、自发退缩的病变、已有的影像学检查、肿瘤家族史 血常规、肝肾功能、电解质；尿常规、粪常规+隐血；肿瘤标志物检测 胸腹盆腔增强CT，颈部增强CT或MRI；或PET/CT	临床导向的内镜检查，乳腺钼靶/MRI检查
常规和分子病理诊断检查	活检：粗针活检（首选）或细针穿刺细胞团块或胸腹水细胞团块；与病理专家沟通标本是否符合要求和用于免疫组化的抗体选择等	TMB NTRK MSI/MMR检测 可推荐肿瘤组织起源基因检测
病理诊断结果	上皮源性，非特定部位→按CUP处理 非上皮源性，如淋巴瘤、黑色素瘤、肉瘤、生殖细胞肿瘤等→按相应指南处理 非恶性→进一步评估和合适随访	

2　上皮源性肿瘤、非特定部位

若病理诊断为腺癌或非特异性癌，肿瘤部位局限情况下可按部位分为：颈部、锁骨上淋巴结、腋下淋巴结、纵隔、胸部、肝脏、腹膜后、腹膜、腹股沟、骨、脑；肿瘤部位广泛的情况下可定为多发肿瘤，包括皮肤。

若病理诊断为鳞癌，肿瘤部位局限情况下可按部位分为：头颈部、锁骨上、腋下、腹股沟、骨；肿瘤部位广泛情况下可定为多发肿瘤。

若病理诊断为神经内分泌瘤，参阅神经内分泌瘤相应诊疗指南。

3　局限性腺癌或非特异性癌

原发灶不明的转移性腺癌，应根据肿瘤出现的部位进行相应检查评估。

对头颈部，应行颈部 CT 或 MRI、胸部 CT、条件允许可行 PET/CT 检查。活检免疫组化；肿瘤标志物检测；结合临床导向必要时行鼻咽镜、喉镜检查。

对锁骨上，应行胸、腹部、盆腔 CT；条件允许可行 PET/CT 检查。活检免疫组化；肿瘤标志物检测如 CA125 等，结合临床指征必要时组织妇科肿瘤专家会诊；结合临床导向必要时行内镜检查；女性应行乳腺超声，必要时行乳腺钼靶和乳腺 MRI；40 岁以上男性应行 PSA 检测。

对腋下，应行颈、胸、腹部 CT；条件允许可行 PET/CT；活检免疫组化；肿瘤标志物检测；女性应行超声、必要时行乳腺钼靶和乳腺 MRI；40 岁以上男性应行 PSA 检测。

对于纵隔，应行胸、腹部、盆腔 CT；条件允许可行 PET/CT；活检免疫组化；女性应行乳腺超声，必要时行乳腺钼靶和乳腺 MRI；40 岁以上男性应行 PSA 检测；肿瘤标志物检测如甲胎蛋白、β-hCG 等，必要时行睾丸超声检查；结合临床导向必要时行内镜检查。

对胸部，应行胸、腹部、盆腔 CT；条件允许可行 PET/CT；活检免疫组化；肿瘤标志物检测如 CA125 等，结合临床指征必要时组织妇科肿瘤专家会诊；女性应行乳腺超声，必要时行乳腺钼靶和乳腺 MRI；40 岁以上男性应行 PSA 检测。

对胸腹水，应行胸、腹部、盆腔 CT；条件允许可行 PET/CT；胸腹水肿瘤标志物、脱落细胞、沉渣包埋、免疫组化；尿细胞学检查，结合临床导向必要时行膀胱镜检查；肿瘤标志物检测如 CA125 等，结合临床指征必要时组织妇科肿瘤专家会诊；女性应行乳腺超声，必要时行乳腺钼靶和乳腺 MRI；40 岁以上男性应行 PSA 检测。

对腹膜后，应行胸、腹、盆 CT，条件允许可行 PET/CT；免疫组化指标包括胃肠道、生殖系统来源或参照临床提示选做；尿细胞学检查，如怀疑考虑膀胱镜检；女性应行 CA125 检测，必要时妇瘤专科会诊；女性应行乳腺超声，如有临床征象指向或免疫组化证据支持乳腺癌，做乳腺钼靶和/或乳腺MRI；大于40岁男性应行PSA检测，小于65岁应行β-HCG、AFP及睾丸超声检查。

对腹股沟，应行胸、腹、盆CT，条件允许可行PET/CT；如有临床征象提示，应行直肠镜检查；女性应行CA125检测，妇瘤专科会诊，必要时行妇科查体及阴道镜检查；大于40岁男性应行PSA检测；会阴部皮肤检查以确认是否Paget's病。

对肝脏，应行胸、腹、盆CT，条件允许可行PET/CT；内镜检查；肿瘤标志物（包括AFP、CEA、CA19-9、CA125，男性PSA等）；适当的免疫组化检测；女性应行乳腺超声检查；如有临床征象指向或免疫组化证据支持乳腺癌，做乳腺钼靶和/或乳腺MRI。

对骨，应行胸、腹、盆CT和骨扫描或者PET/CT；免疫组化检查；女性应行乳腺超声检查；如果有临床征象指向或免疫组化的证据支持乳腺癌，做乳腺MRI和/或乳腺钼靶；男性应行PSA检测；分化差的癌，建议蛋白电泳，本周氏蛋白检查。

对脑，应行脑增强MRI，胸、腹、盆CT，条件允许可行PET/CT；免疫组化检查；女性应行乳腺超声检查；如果有临床征象指向或免疫组化的证据支持乳腺癌，做乳腺MRI和/或乳腺钼靶。

对多部位情况，应行胸、腹、盆CT，条件允许可行 PET/CT；免疫组化检查；女性应行乳腺超声检查；如果有临床征象指向或免疫组化的证据支持乳腺癌，做乳腺 MRI 和/或乳腺钼靶；男性应行 PSA 检测。

4　鳞癌

原发灶不明的转移性鳞癌，应根据肿瘤出现的部位进行相应检查评估。

对头颈部，应行头颈部等相应检查，参阅头颈部肿瘤相应指南。

对锁骨上，应行头颈部、胸部、食管等部位检查，参阅相应部位指南。

对腋窝，应行胸部、食管或头颈部检查，参阅相应部位指南。

对腹股沟，应行会阴及下肢区域体检，包括：男性：阴茎、阴囊等部位体检；女性：外阴、宫颈等妇科检查；肛指检查，必要时肛镜/直肠镜；臀部、下肢及足部皮肤检查；如有泌尿系相关症状，膀胱镜检查；腹部/盆腔 CT。

对骨，应行骨扫描（如以前仅做过胸部/腹部/盆腔 CT）；对骨扫描阳性部位进行影像学诊断、鉴别诊断及风险评估（如骨折、脊髓压迫等）；如无法实施骨扫描，须对疼痛部位进行影像学检查。

5　肿瘤标志物谱

肿瘤标志物在1978年就被发现了，指在血液、体液及组织中可检测到的与肿瘤相关的物质，达到一定水平时，可反映某些肿瘤的存在。肿瘤患者经手术、化疗或放疗后，特定的肿瘤标志物含量升降与疗效有良好的相关性，通过这些肿瘤标志物还能分析病情、监测疗效及复发转移、判断预后，以进一步完善临床诊疗。对其分类多从生化性质及组织来源进行，尚没有统一、全面的标准。对原发灶不明肿瘤，为进一步明确肿瘤定性和定位诊断，相关进展介绍如下：

5.1　根据肿瘤标志物的高度特异性，建议常规检查如下肿瘤标志物

（1）AFP：甲胎蛋白（AFP）是目前唯一推荐在临床常规使用、最灵敏、最特异的肝细胞癌标志物。AFP是一种糖蛋白，连续多次检测AFP对肝细胞癌的诊断、疗效观察和预后判断都非常重要。有时提倡采用两种不同的显像方式进行检查（如彩超、CT和/或MRI），结合活检才可确诊。

（2）PSA：前列腺癌是男性最常见的肿瘤。前列腺特异抗原（PSA）是目前前列腺癌最理想的血清肿瘤标志物，常用于前列腺癌筛查、分期及预后评估、疗效判断、复发监测；尤其老年男性应常规检查PSA。

（3）HCG：HCG（人绒毛膜促性腺激素）是由胎盘合体滋养层细胞分泌的一种糖蛋白激素，Free-β-HCG是生殖细胞肿瘤特异性指标物，与肿瘤恶化程度密切相关，年龄≤40岁、怀疑生殖细胞肿瘤时必查。

（4）CA125：癌抗原125（CA125）是上皮性卵巢癌和子宫内膜癌的标志物，是目前卵巢癌预测和疗效监测应用最广泛的肿瘤标志物，浓度升高程度与肿瘤负荷和分期相关。浆液性子宫内膜癌、透明细胞癌、输卵管癌及未分化卵巢癌的CA125含量可明显升高。对具有卵巢癌家族史的妇女应用CA125联合盆腔检查和经阴道超声检查可使这些妇女受益于早期干预。

5.2 怀疑如下肿瘤时，需要做如下肿瘤标志物检查

（1）疑似垂体瘤：HGH、ACTH、催乳素

（2）疑似鼻咽肿瘤：EBV

（3）疑似甲状腺癌：TG、降钙素

（4）疑似肺肿瘤：CYFRA21-1、SCC、CEA、CA15-3、TPA

（5）怀疑SCLC：NSE、ProGRP

（6）疑似乳腺肿瘤：CA15-3、CEA、HER-2/neu（血清）、CA125

（7）疑似胃肠癌：CEA、CA72-4、CA19-9、CA242、CA50、EGFR

（8）疑似结直肠肿瘤：CEA、Ras（粪）、MSI（粪）

（9）疑似胆胰肿瘤：CA19-9、CEA

（10）疑似肾上腺肿瘤：ACTH、DHEA-S、皮质醇、醛固酮

（11）疑似膀胱肿瘤：CYFRA21-1、TPA、NMP22（尿）

（12）疑似宫颈癌：HPV、SCC、CEA

（13）疑似卵巢肿瘤：CA125、HE4、CEA、HER-2/neu（血清）、TPA

（14）疑似睾丸肿瘤：AFP、HCG

（15）疑似类癌：5-羟色胺、5-羟吲哚乙酸（尿）

（16）疑似神经内分泌瘤：NSE、PROGRP

6 放射诊断

原发灶不明肿瘤放射影像诊断以CT为主，建议增强扫描，包括颈、胸、腹、盆部。近年来多参数MRI（mpMRI）检查：包括常规平扫图像、弥散加权图像（diffusion weighted imaging，DWI）和动态增强MRI（dynamic contrast-enhanced MRI，DCE-MRI）在肿瘤诊断、鉴别和疗效评估中的应用越来越广泛，特别是对一些组织器官肿瘤的检出和鉴别有更大优势，例如：颈部淋巴结转移性鳞癌，建议行鼻咽、口咽、喉

（咽）部和口腔等部分mp-MRI；腹膜后淋巴结转移癌，CTU对泌尿系统微小病灶的检出有重要价值，对肾脏占位病变的检出和鉴别建议mp-MRI；mp-MRI对前列腺病变的鉴别诊断和前列腺临床显著癌的检出、子宫病变的鉴别和临床分期有重要价值；mp-MRI对乳腺病变的诊断和鉴别优于乳腺X线摄片和超声检查；mp-MRI对中枢神经系统和软组织肿瘤的诊断和鉴别优于CT；mp-MRI对骨转移瘤的诊断总体优于CT，但对肋骨转移仍以薄层CT骨窗为佳。

7 PET/CT

^{18}F-FDG PET/CT全身显像同时获取病变糖代谢信息和解剖学信息，对原发灶不明转移瘤患者原发灶的检出较常规影像检查具有更好的诊断价值，有条件者推荐尽早进行^{18}F-FDG PET/CT检查，具体作用体现在以下几方面：

（1）寻找原发灶：小样本的临床研究显示，PET/CT对原发性肿瘤检出的敏感性和准确性明显高于CT和MRI，但需大规模随机研究确定PET/CT在CUP常规筛查中的临床应用价值。目前PET/CT在头颈部原发灶不明鳞癌中作用确切。

（2）分期：PET/CT提高CUP分期准确性，提供治疗方案决策依据。

（3）治疗决策：在某些情况下，CUP进行PET/CT是必须的。如CUP拟行局部根治性治疗时，PET/CT检查是必要的。

（4）预后：PET/CT全身检查有助于CUP预后评估，局限性或寡转移CUP生存预后明显好于多区域或多脏器转移CUP。

8 病理诊断

病理诊断是CUP诊断的金标准。病理诊断需要足够的肿瘤组织，最佳获取方式为组织切除/切取活检或空芯针穿刺活检（CNB）。条件受限时，也可选择可制备细胞块的细针抽吸活检（FNA），或胸腹水细胞团块。

CUP在常规光学显微镜评估后一般可分为5种主要亚型，包括：高或中分化腺癌（60%）、低分化腺癌（25%）、鳞癌（5%）、未分化癌（5%）、神经内分泌瘤（5%）。

推荐采用免疫组化和肿瘤组织起源基因检测对活检组织进行分析从而确定肿瘤组织起源。

8.1 免疫组化

（1）免疫组化在CUP诊断中的应用基于原发肿瘤与转移肿瘤间存在免疫组化标志物的一致性，可为CUP提供肿瘤谱系、细胞类型和病理学诊断等信息。肿瘤特异性标志物及其染色模式见表1-2。

表 1-2　肿瘤特异性标志物及其染色模式

标志物	肿瘤类型	染色模式
Arginase-1	肝细胞癌	细胞核
Calretinin	间皮瘤，性索间质肿瘤，肾上腺皮质癌	细胞质
CDX2	结直肠癌，胃癌，胰胆管癌	细胞核
D2-40	间皮瘤	细胞膜
EBV	鼻咽癌	细胞核
ER/PR	乳腺癌，卵巢癌，子宫内膜癌	细胞核
GATA3	乳腺癌，膀胱癌，唾液腺癌	细胞核
GCDFP-15	乳腺癌，汗腺癌，唾液腺癌	细胞质
Glypican-3	肝细胞癌，生殖细胞肿瘤	细胞质
HepPar-1	肝细胞癌	细胞质
HPV	宫颈癌，外阴癌，阴道癌，阴茎癌，肛管癌，口咽癌	细胞核（DNA ISH）；细胞核/细胞质（RNA ISH）
Inhibin	性索间质肿瘤，肾上腺皮质癌	细胞质
Mammaglobin	乳腺癌，唾液腺癌	细胞质
Melan-A	肾上腺皮质癌，黑色素瘤	细胞核
Napsin A	肺腺癌	细胞质
NKX3.1	前列腺癌	细胞核
P16	宫颈癌，外阴癌，阴道癌，阴茎癌，肛管癌，口咽癌	细胞核/细胞质（如果阳性，行 HPV ISH）
PSAP	前列腺癌	细胞膜

标志物	肿瘤类型	染色模式
PAX8	甲状腺癌，肾癌，卵巢癌，子宫内膜癌，宫颈癌，胸腺癌	细胞核
PSA	前列腺癌	细胞质
SF-1	肾上腺皮质癌，性索间质肿瘤	细胞核
SATB2	结直肠癌	细胞核
Thyroglobulin	甲状腺癌（乳头/滤泡）	细胞质
TTF1	肺腺癌，甲状腺癌	细胞核
Uroplakin III	尿路上皮癌	细胞膜
Villin	胃癌，结直肠癌	细胞质
WT1	卵巢癌，间皮瘤，Wilms瘤	细胞核
HER-2	乳腺癌	细胞膜
MITF	黑色素瘤	细胞核
PNL2	黑色素瘤	细胞质/细胞膜
SOX10	黑色素瘤	细胞核
DOG1	胃肠道间质瘤	细胞质/细胞膜
Syn	神经内分泌肿瘤	细胞质
CgA	神经内分泌肿瘤	细胞质
CD56	神经内分泌肿瘤	细胞膜
INSM1	神经内分泌肿瘤	细胞核
SMAD4（表达缺失）	胰胆管癌	细胞质
ERG	前列腺癌，血管肿瘤	细胞核
Fli1	血管肿瘤	细胞核
CD34	血管肿瘤，胃肠道间质瘤	细胞质
PSMA	前列腺癌	细胞质/细胞膜
SALL4	生殖细胞肿瘤	细胞核
HMB45	黑色素瘤	细胞质

标志物	肿瘤类型	染色模式
OCT3/4	生殖细胞肿瘤	细胞核
CD138	浆细胞瘤	细胞质
Calcitonin	甲状腺髓样癌	细胞质
S100	黑色素瘤，脂肪肿瘤	细胞核
CD117	胃肠道间质瘤	细胞质
CD30	生殖细胞肿瘤	细胞质/细胞膜

（2）多种因素会造成免疫组化结果的偏倚，包括活检取材不充分、组织异质性、影响组织抗原性的因素及观察者对结果解读差异等因素。

（3）推荐多轮免疫组化检测确定肿瘤组织起源：

第一轮用谱系特异性标志物确定肿瘤谱系（如：癌、肉瘤、淋巴瘤、黑色素瘤等）（表1-3）。

第二轮用器官特异性标志物提示推测的原发部位（表1-4）。

表1-3　未分化肿瘤的标志物组合

标志物	最有可能的细胞谱系
Pan-keratin（AE1/AE3 & CAM5.2）	癌
CK7，CK19，CK20	腺癌
CK5/6，p63，p40	鳞状细胞癌
HMB45，SOX10	黑色素瘤
LCA，CD20，CD3	淋巴瘤
SALL4，OCT3/4	生殖细胞肿瘤
Calretinin，WT1，D2-40	间皮瘤
Vimentin	肉瘤

表 1-4　肿瘤特异性免疫组化标志物组合

CK7 和 CK20	肿瘤部位或类型	肿瘤特异性指标
CK7+；CK20-	乳腺癌	ER +/PR +，GATA3 +，GCDFP15+，Mammagloblin+
	卵巢浆液性癌	PAX8+，ER+，WT1+
	卵巢透明细胞癌	PAX8+，HNF-1β+，Napsin A+
	子宫内膜癌	ER+，PAX8+，Vimentin+
	宫颈腺癌	p16+，HPV+，CEA+
	肺腺癌	TTF1+，Napsin A+
	甲状腺癌（滤泡性癌或乳头状癌）	TTF1+，Thyroglobulin+，PAX8+
	甲状腺癌（髓样癌）	TTF1 +，Calcitonin +，CEA +，Syn+，CgA+
	胃癌	CEA+，CDX2+，CK19+
	胰胆管癌（胰腺癌，胆管癌及胆囊癌）	CK19+，SMAD4-
	胸腺癌	CD5+，p63+，PAX8+，CD117+
	唾液腺癌	GATA3+，AR+，GCDFP-15+
	肾癌（嫌色细胞肾癌或部分乳头状肾癌）	PAX8+，Vimentin+，CA9+
	膀胱癌	GATA3 +，p63 +，CK5／6 +，p40+，Uroplakin III+
	间皮瘤	Calretinin +，WT1 +，CK5/6 +，MOC31-
CK7+；CK20+	胰胆管癌（胰腺癌，胆管癌及胆囊癌）	CK19+，SMAD4-
	胃癌	CEA+，CDX2+，CK19+
	膀胱癌	GATA3 +，p63 +，CK5／6 +，p40+，Uroplakin III+
	结直肠癌	CDX2+，Villin+，SATB2+
	小肠癌	CDX2+，Villin+
	阑尾腺癌	CDX2+，Villin+，SATB2+
CK7-；CK20+	结直肠癌	CDX2+，Villin+，SATB2+
	阑尾腺癌	CDX2+，Villin+，SATB2+
	小肠癌	CDX2+，Villin+
	皮肤 Merkel 细胞癌	CgA+，Syn+，CD5/6+，INSM1+

CK7和CK20	肿瘤部位或类型	肿瘤特异性指标
CK7-；CK20-	鳞状细胞癌	CK5/6+, p63+, p40+, P16+
	前列腺癌	PSA+, NKX3.1+, PSAP+, PSMA+, P504S+, ERG+, AR+
	肾癌（透明细胞肾癌或部分乳头状肾癌）	PAX8+, Vimentin+, CA9+
	肝癌	HepPar1+, AFP+, Glypican-3+, Arginase-1+
	肾上腺皮质癌	Melan A+, Inhibin+, Synaptophysin+, SF1+
	生殖细胞肿瘤	SALL4+, OCT3/4+, CD30+, Glypican-3+, PLAP+
	黑色素瘤	MITF+, PNL2+, SOX10+, HMB45+, S100+, Melan A+

（4）上皮标记Cytokeratin和间叶标记Vimentin共表达的肿瘤类型

Cytokeratin和Vimentin经常共表达的癌：子宫内膜癌、间皮瘤、肌上皮癌、肾细胞癌、肉瘤样癌和甲状腺癌。

Cytokeratin和Vimentin罕见共表达的癌：乳腺癌、胃肠道癌、非小细胞肺癌、卵巢癌、前列腺癌和小细胞癌。

Cytokeratin和Vimentin经常共表达的间质肿瘤：脊索瘤、促结缔组织增生性小圆形细胞瘤、上皮样血管肉瘤/内皮瘤、上皮样肉瘤、平滑肌肉瘤、恶性横纹肌瘤和滑膜肉瘤。

9 肿瘤组织起源基因检测

9.1 肿瘤组织起源基因检测的基础

（1）不同组织起源的肿瘤具有特异性的与起源组织相似的基因表达谱，通过分析肿瘤组织的基因表达谱可以鉴别其肿瘤类型。

（2）肿瘤组织起源基因检测方法主要通过实时荧光定量PCR或基因微阵列技术，通过分析福尔马林石蜡包埋组织样本的基因表达谱并与数据库中不同肿瘤类型的基因表达谱进行比较，计算检测样本与不同肿瘤类型的相似性并基于相似性评分给出肿瘤组织起源。

（3）国内开发了基于90基因表达水平的肿瘤组织起源基因检测方法。

在609例已知肿瘤类型的样本验证中的总体准确率为90%，并能有效鉴别低分化/未分化、鳞状细胞癌及罕见肿瘤类型。

在多中心CUP的临床验证中，结果为82%的CUP患者提供了针对性治疗支持。

9.2 肿瘤组织起源基因检测

（1）肿瘤组织起源基因检测包括肿瘤组织起源基因检测试剂盒和肿瘤组织起源基因分析软件。

（2）临床用途：肿瘤组织起源基因检测试剂盒用

于肿瘤组织样本中90个组织特异基因的表达模式，并与肿瘤组织起源基因分析软件中的参考数据库进行比对，定性判别肿瘤样本类型和组织起源。

肿瘤组织起源基因分析软件数据库涵盖21种肿瘤类型，具体包括：肾上腺肿瘤、脑肿瘤、乳腺癌、宫颈癌、结直肠癌、子宫内膜癌、胃及食管癌、头颈部鳞癌、肾癌、肝胆肿瘤、肺癌、黑色素瘤、间皮瘤、神经内分泌肿瘤、卵巢癌、胰腺癌、前列腺癌、肉瘤、生殖细胞肿瘤、甲状腺癌和尿路上皮癌。

第三节　原发灶不明肿瘤的治疗原则

1　局限性腺癌或非特异性癌

原发灶不明的局限性癌或非特异性癌，应根据是否明确原发灶而行相应治疗。若发现了原发灶，参阅特定疾病指南进行治疗；若未发现原发灶且肿瘤仅限于局部，如：头颈部、锁骨上、腋窝、纵隔、多发肺结节、胸腹腔积液、腹部、后腹膜、腹股沟、骨、脑和肝，参阅特定部位肿瘤的治疗策略：

（1）对头颈部，可参阅头颈部肿瘤指南治疗。

（2）对锁骨上，可参阅头颈部肿瘤/肺癌/腹部肿瘤等指南治疗。

（3）对腋窝，女性可参阅乳腺癌指南治疗；男性可行腋窝淋巴结清扫，如有临床指征，考虑放疗或化疗。

（4）对纵隔，可专门与病理科医生讨论，可帮助下一步治疗；小于40岁：参照预后差的生殖细胞肿瘤指南治疗；40~50岁之间：参照预后差的生殖细胞肿瘤或者非小细胞肺癌指南治疗；50岁及以上：参照非小细胞肺癌指南治疗。

（5）对肺结节，可手术患者考虑手术切除病灶；不可手术患者考虑化疗，立体定向放疗（Stereotactic Body Radiation Therapy，SBRT）、症状控制、支持治疗或参加临床试验。

（6）对胸腔积液，需参考肿瘤标志物，若乳腺标志物阳性参照乳腺癌治疗原则；若乳腺标志物阴性，考虑化疗，症状控制、支持治疗或参加临床试验。

（7）对腹膜/腹水，需参考病理组织学形态，若组织学形态符合卵巢来源参照卵巢癌治疗原则；若组织学形态不符合卵巢来源，考虑化疗，症状控制、支持治疗或参加临床试验。

（8）对腹膜后肿瘤，若组织学形态符合生殖细胞肿瘤参照生殖细胞肿瘤治疗原则；若不符合生殖细胞肿瘤，考虑化疗，手术治疗或放疗，症状控制、支持治疗或参加临床试验。

（9）对腹股沟淋巴结，单侧病变建议淋巴结切除，若有临床指征考虑放疗±化疗；双侧病变建议双侧淋巴结切除，若有临床指征考虑放疗±化疗。

（10）对肝脏病变，若可切除建议手术切除，术后考虑化疗；若不可切除，可考虑全身治疗方案及局部介入治疗。

（11）对骨病变，如为孤立病灶、伴疼痛、有骨折风险，考虑放疗、骨水泥、双磷酸盐或地舒单抗治疗，对PS评分好者，考虑手术治疗。其他情况的骨病灶，考虑全身治疗方案。

（12）对脑病灶，按脑转移处理。

若未发现原发灶且肿瘤多发转移，则行症状控制，首选临床试验，考虑经验性化疗和特异性治疗。

2　鳞癌

原发灶不明的鳞癌，应根据是否明确原发灶而行相应治疗。若发现了原发灶，参阅特定疾病指南进行治疗；若未发现原发灶且肿瘤仅限于局部，如：头颈部、锁骨上、腋窝、纵隔、多发肺结节、胸腔积液、腹股沟、骨和脑，参阅特定部位肿瘤的治疗策略：

（1）对头颈部，可参照头颈部癌指南治疗。

（2）对锁骨上，可参照头颈部癌/非小细胞肺鳞癌/食管癌等指南治疗。

（3）对腋窝，可行腋窝淋巴结切除，若有临床指征则考虑放疗±化疗。

（4）对纵隔，可参照非小细胞肺鳞癌/食管鳞癌指南治疗。

（5）对肺多发结节，推荐参加临床试验；化疗；对症治疗。

（6）对胸水，推荐参加临床试验；化疗；对症治疗。

（7）对腹股沟（单侧），可行淋巴结切除，若有临床指征则考虑放疗±化疗。

（8）对腹股沟（双侧），可行双侧淋巴结切除，若有临床指征则考虑放疗±化疗。

（9）对骨（孤立转移灶；疼痛转移灶；骨扫描阳性且为承重部位有骨折风险），可对可能骨折部位的手术（一般情况好的患者）和/或放疗。

（10）对骨（多发转移），可控制症状；推荐参加临床试验；个体化化疗。

（11）对脑，可参照中枢神经系统肿瘤指南治疗。

若未发现原发灶且肿瘤多发转移，则行症状控制，首选临床试验，考虑经验性化疗。

3 原发灶不明肿瘤的化疗原则

3.1 CUP 的化疗原则

（1）有侵袭性病灶且有症状者（PS 1-2）和无症

状者（PS 0）均可考虑化疗。

（2）参照不同的组织类型，选择不同的化疗方案。

（3）对神经内分泌瘤，如为低分化（高级别或简变性）或小细胞亚型，参照小细胞肺癌指南治疗。对高分化的神经内分泌瘤，参照神经内分泌瘤和肾上腺肿瘤指南治疗。

3.2 美国ECOG体力状态评分

0 活动能力完全正常，与起病前无任何差异。

1 限制性体力活动。能自由走动及从事轻体力活动，包括一般家务或办公室工作，但不能从事较重体力活动。

2 能自由走动及生活自理，但已丧失工作能力，不少于一半时间可起床活动。

3 生活仅能部分自理，日间一半以上时间卧床或坐轮椅。

4 卧床不起，生活完全不能自理。

4　原发灶不明腺癌的化疗

常用化疗方案：紫杉醇/白蛋白紫杉醇和卡铂/顺铂；吉西他滨和顺铂；奥沙利铂和卡培他滨；mFOLFOX6，FOLFIRI。

可选用方案：多西他赛和卡铂；吉西他滨和多西

他赛；多西他赛和顺铂；伊立替康和卡铂；卡培他滨；氟尿嘧啶。

特殊情况下选用方案：紫杉醇、卡铂和依托泊苷；伊立替康和吉西他滨；FOLFIRINOX。

4.1 常用方案

（1）紫杉醇/白蛋白紫杉醇和卡铂/顺铂

紫杉醇 175~200mg/m² 静滴 D1 或白蛋白紫杉醇 125mg/m² D1，8

卡铂 AUC 5-6 静滴 D1 或顺铂 75mg/m² 静滴 D1

每3周重复

（2）吉西他滨和顺铂

顺铂 75mg/m² 静滴 D1

吉西他滨 1000~1250mg/m² 静滴 D1，8

每3周重复

（3）奥沙利铂和卡培他滨

奥沙利铂 130mg/m² 静滴 D1

卡培他滨 850~1000mg/m² 口服，每日2次，D1-14

每3周重复

（4）mFOLFOX6

奥沙利铂 85mg/m² 静滴 D1

甲酰四氢叶酸 400mg/m² 静滴 D1

氟尿嘧啶 400mg/m² 静推 D1，然后氟尿嘧啶 1200mg/m²/天静脉持续滴注×2天（总量2400mg/m²46~

48小时维持）

每2周重复一次

（5）mFOLFOX6加放疗

奥沙利铂85mg/m² 静滴 D1

甲酰四氢叶酸400mg/m² 静滴 D1

氟尿嘧啶400mg/m² 静推 D1

氟尿嘧啶800mg/m² 静脉持续滴注24小时 D1-2

每2周1次，3周期后联合放疗

（6）FOLFIRI

伊立替康180mg/m² 静滴，D1

甲酰四氢叶酸400mg/m² 静滴 D1

氟尿嘧啶400mg/m² 静推 D1，然后氟尿嘧啶 1200mg/m²/天静脉持续滴注×2天（总量2400mg/m²46~48小时维持）

每2周重复

4.2 可选用方案

（1）多西他赛和卡铂

多西他赛65mg/m² 静滴 D1

卡铂AUC 5-6静滴 D1

每3周重复

（2）吉西他滨和多西他赛

吉西他滨 1000~1250mg/m² 静滴 D1，8

多西他赛75mg/m² 静滴 D8

每3周重复

（3）多西他赛和顺铂

多西他赛60~75mg/m²静滴D1

顺铂75mg/m²静滴D1

每3周重复

（4）伊立替康和卡铂

伊立替康60mg/m²静滴D1，8，15

卡铂AUC 5-6静滴D1

每4周重复

（5）卡培他滨

卡培他滨850~1250mg/m²口服，每日2次，D1-14

每3周重复

（6）卡培他滨加放疗

卡培他滨625~825mg/m²口服，每日2次，D1-5或D1-7

每周1次共5周，联合放疗

（7）氟尿嘧啶加放疗

氟尿嘧啶200~250mg/m²静滴24小时持续滴注，每日1次，D1-5或D1-7

每周1次共5周，联合放疗

（8）罗斯威尔帕克方案：静推或静滴氟尿嘧啶/甲酰四氢叶酸

甲酰四氢叶酸500mg/m²静滴超过2小时，D1，8，

15，22，29，36

氟尿嘧啶 500mg/m² 静滴/静推（甲酰四氢叶酸 1 小时后开始），D1，8，15，22，29，36

每 8 周重复

（9）罗斯威尔帕克方案（每周方案）

甲酰四氢叶酸 20mg/m² 静滴超过 2 小时，D1；氟尿嘧啶 500mg/m²（甲酰四氢叶酸 1 小时后静推），每周 1 次

氟尿嘧啶 2600mg/m² 24 小时持续滴注；甲酰四氢叶酸 500mg/m²，每周 1 次

（10）罗斯威尔帕克方案（2 周简化方案）

氟尿嘧啶/甲酰四氢叶酸（sLV5FU2）：

甲酰四氢叶酸 400mg/m² 静滴超过 2 小时 D1，然后氟尿嘧啶 400mg/m² 静推，随后氟尿嘧啶 1200mg/m²/D× 2D（总量 2400mg/m² 滴注 46-48 小时）持续滴注

每 2 周重复

4.3 特殊情况下选用方案

（1）紫杉醇、卡铂和依托泊苷

紫杉醇 175~200mg/m²，静滴 D1

卡铂 AUC 5-6，静滴 D1

依托泊苷 50mg/d 口服与 100mg/d 口服交替，D1-10

每 3 周重复

（2）伊立替康和吉西他滨

伊立替康100mg/m²，静滴D1，8

吉西他滨1000mg/m²，静滴D1，8

每3周重复

（3）FOLFIRINOX

奥沙利铂85mg/m²，静滴D1

伊立替康180mg/m²，静滴D1

亚叶酸钙400mg/m²，静滴D1

氟尿嘧啶400mg/m²，静滴D1

氟尿嘧啶1200mg/m²，持续静脉输24小时×2d（从D1开始，总量2400mg/m²，输注46~48小时）

每2周重复

5 原发灶不明鳞癌的化疗

常用化疗方案：紫杉醇/白蛋白紫杉醇和卡铂/顺铂；吉西他滨和顺铂。

可选用方案：mFOLFOX6；卡培他滨；氟尿嘧啶；紫杉醇和顺铂；多西他赛和卡铂；多西他赛和顺铂；顺铂和氟尿嘧啶。

特殊情况下选用方案：多西他赛、顺铂和氟尿嘧啶。

5.1 常用方案

（1）紫杉醇/白蛋白紫杉醇和卡铂/顺铂

紫杉醇175~200mg/m² 静滴 D1 或者白蛋白紫杉醇 125mg/m² D1，8

卡铂 AUC 5-6 静滴 D1 或者顺铂75mg/m² 静滴 D1

每3周重复

（2）吉西他滨和顺铂

顺铂75 mg/m² 静滴 D1

吉西他滨 1000~1250 mg/m² 静滴，D1 和 D8；

每3周重复

5.2 可选用方案

（1）mFOLFOX6

奥沙利铂85 mg/m² 静滴 D 1

甲酰四氢叶酸 400 mg/m² 静滴 D 1

氟尿嘧啶 400 mg/m² 静推 D1，然后

氟尿嘧啶 1200 mg/m²/天静脉持续滴注×2 天（总量 2400 mg/m² 46~48 小时维持）

每2周重复1次

（2）mFOLFOX6+放疗

奥沙利铂85 mg/m² 静滴 D 1

甲酰四氢叶酸 400 mg/m² 静滴 D 1

氟尿嘧啶 400 mg/m² 静推 D1

氟尿嘧啶 800 mg/m² 静脉持续滴注24 小时 D1–2

每2周1次，3周期后联合放疗

（3）卡培他滨

卡培他滨 850~1250 mg/m² 口服 每日 2 次，D1-14

每 3 周重复

（4）卡培他滨+放疗

卡培他滨 625~825 mg/m² 口服 每日 2 次 D1－5 或 D1－7

每周 1 次，共 5 周

（5）罗斯威尔帕克方案：静推或静滴氟尿嘧啶/甲酰四氢叶酸

甲酰四氢叶酸 500 mg/m² 静滴超过 2 小时，D1，8，15，22，29 和 D36

氟尿嘧啶 500 mg/m² 静滴/静推，甲酰四氢叶酸 1 小时后开始；D1，8，15，22，29 和 D36

（6）罗斯威尔帕克方案（2 周简化方案）氟尿嘧啶/甲酰四氢叶酸（sLV 5FU2）

甲酰四氢叶酸 400 mg/m² 静滴超过 2 小时 D1；

然后氟尿嘧啶 400mg/m² 静推，

随后氟尿嘧啶 1200 mg/m²/D×2D（总量 2400 mg/m² 滴注 46~48 小时）持续滴注；

每 2 周重复

（7）罗斯威尔帕克方案（每周方案）

甲酰四氢叶酸 20 mg/m² 静滴超过 2 小时，D1；

氟尿嘧啶 500 mg/m² 甲酰四氢叶酸 1 小时后静推；

每周 1 次

氟尿嘧啶2600 mg/m² 24小时持续滴注；+甲酰四氢叶酸500mg/m²

每周1次

（8）氟尿嘧啶+放疗

氟尿嘧啶200~250 mg/m 静滴

24小时持续滴注每日1次D1－5或D1－7

每周1次共5周，联合同步放疗

（9）紫杉醇和顺铂

紫杉醇175 mg/m² 静滴 D1

顺铂60 mg/m² 静滴 D1

每3周重复

（10）多西他赛和卡铂

多西他赛75 mg/m² 静滴 D1

卡铂 AUC 5~6静滴 D1

每3周重复

（11）多西他赛和顺铂

多西他赛60~75 mg/m² 静滴 D1

顺铂75 mg/m² 静滴 D1

每3周重复

（12）顺铂和氟尿嘧啶

顺铂20mg/m² 静滴 D1-5

氟尿嘧啶700mg/m²/d 静滴 持续注射D1-5

每四周重复

（13）氟尿嘧啶和顺铂+放疗

顺铂75~100 mg/m² 静滴 D1 D29

氟尿嘧啶750~1000 mg/m²静滴；每日持续24小时注射 D1-4；D29-32

联合35天放疗

顺铂15 mg/m² 静滴 D1-5

氟尿嘧啶800 mg/m² 静滴 每日持续24小时注射，D1-5；每21天重复

共2周期化疗联合放疗

5.3 特殊情况下选用的方案

（1）多西他赛、顺铂和氟尿嘧啶

多西他赛75mg/m² 静滴 D1

顺铂75 mg/m² 静滴 D1

氟尿嘧啶750 mg/m²/d 持续静滴 D1-5

每3周重复

6 原发灶不明肿瘤的特异性治疗

相对于传统化疗的非特异性，CUP的特异性治疗可分为器官特异性治疗、靶点特异性治疗和两者结合的特异性治疗。参照肿瘤组织起源基因检测的器官特异性治疗和参照NGS检测结果的特异性治疗目前正在研究中，尚无前瞻性随机对照临床研究显示其较经验性化疗可以提高疗效，故不是临床常规推荐。

6.1 器官特异性治疗

（1）检测手段：肿瘤组织起源基因检测。

（2）目前证据：① 前瞻性单臂Ⅱ期临床研究结果显示，参照肿瘤组织起源基因检测的器官特异性治疗与历史对照相比，可以延长生存；② 前瞻性Ⅱ期随机对照临床研究结果显示，参照肿瘤组织起源基因检测的器官特异性治疗与经验性化疗相比，未能延长生存，但该研究存在诸多偏移因素。

（3）进行中的研究：Ⅲ期试验正在进行中。

6.2 靶点特异性治疗

（1）检测手段：NGS检测。

（2）目前证据：① PD1单抗帕博利珠单抗用于确定MSI-H、dMMR的不可切除或转移性实体肿瘤，tTMB-H（组织TMB≥10个突变/Mb）既往治疗后疾病进展且没有令人满意替代治疗方案的不可手术或转移性的成人和儿童实体瘤；② 拉罗替尼用于治疗携带NTRK基因融合的局部晚期或转移性实体肿瘤。

（3）进行中的研究：CUPISCO：对比基于CUP分子分型结果的精准治疗与经验化疗的治疗。

6.3 两者结合的特异性治疗

（1）检测手段：肿瘤组织起源基因检测＋NGS检测。

（2）目前证据：① 前瞻性单臂Ⅱ期研究结果，参照部位起源和NGS指导下的CUP治疗，一年生存率达到53%，中位OS13.7个月，中位PFS5.2个月，ORR为39%。联合可以提高OncoKB评分，7.1%（7/98）达到可推荐靶向药物的一级改变。

（3）进行中的研究：不是临床常规推荐，仍需前瞻性随机对照临床研究。

7　原发灶不明肿瘤的分子靶向和免疫治疗

（1）帕博利珠单抗（dMMR／MSI-H的肿瘤或TMB-H [≥10 mut/Mb] 的肿瘤）

200 mg，静滴，D1，每3周为一个周期 或

400 mg，静滴，D1，每6周为一个周期

（2）拉罗替尼（NTRK基因融合阳性）

100mg 每日2次 口服

（3）恩曲替尼（NTRK基因融合阳性）

600mg 每日1次 口服

（4）克唑替尼（ALK基因融合阳性）

250mg 每日2次 口服

8　原发灶不明肿瘤的放疗原则

8.1　局限性病灶

对局限性病灶或寡转移病灶（1~3个）可考虑根治性放疗，包括立体定向放射外科（stereotactic radiosurgery，SRS）或SBRT。

根据寡转移灶部位不同酌情选择不同剂量分割方式，如肺部寡转移灶可考虑48~60Gy/4~5F，脑寡转移灶可考虑16~24Gy/1F或30~36Gy/3F，骨寡转移灶可考虑16~18Gy/1F、30Gy/3F、35~40Gy/5F等。

8.2 辅助治疗

局限性病灶伴单个淋巴结包膜外侵犯行淋巴结清扫术后，或多个淋巴结转移但清扫不充分，术后可考虑辅助放疗。

对局限性锁骨上、腋窝或腹股沟淋巴结转移，推荐对淋巴结引流区予45~50.4Gy/1.8~2Gy，淋巴结转移瘤床可不加量或加量至54~60Gy，有证据表明转移淋巴结残留者建议酌情加量。

8.3 姑息治疗

对有症状的患者可考虑姑息放疗。

对不可控制的疼痛、即将发生病理性骨折或脊髓压迫，可考虑使用大分割放疗。多种大分割放疗方式可考虑，最常用的是8Gy/1F，20Gy/4~5F或30Gy/10F。

第四节 原发灶不明肿瘤的随访原则

1 原发灶不明肿瘤的预后

80%的患者预后不良，mOS为8~12个月，少数可达 12~36 个月。

1.1 预后不良的因素

男性、≥65 岁、PS 评分高、并发症多、多器官转移（肝、肺、骨）、非乳头状腺癌引起的恶性腹腔积液、腹膜转移、多发性脑转移、多发性肺/胸膜腺癌、多发性骨转移腺癌。

1.2 预后良好的因素

单发病灶、小病灶、潜在可切除病灶、中线结节状分布的低分化癌、鳞状细胞癌累及颈部淋巴结、孤立性腹股沟淋巴结肿大、低分化神经内分泌癌、女性腹腔乳头状腺癌、女性单纯腋窝淋巴结转移性腺癌、男性成骨性骨转移伴 PSA 升高。

2 原发灶不明肿瘤的随访

对无活动性病变或局部病变缓解者，应参照临床需要决定随访频率。随访内容包括：病史、体检（H&P）及基于症状进行诊断性检查。

对有活动性病变且无法治愈者，应酌情考虑和适当应用社会心理支持、对症处理、临终讨论、姑息护理干预和临终关怀。

少数 CUP 在随访过程中潜在的原发病灶显现，需及时检查以发现原发病灶，并进行针对性治疗。

— 第二章 —————————

多原发肿瘤

第一节 多原发肿瘤的诊疗总则

1 多原发肿瘤的诊疗总则

本指南定义的多原发肿瘤（Cancer of multiple primaries，CMP）仅包含恶性浸润性肿瘤，分为同时性和异时性。病理诊断是确诊CMP的唯一金标准，但是临床资料，如症状、体征、实验室检查和辅助检查等的异常，可有助于针对性取材进而作出正确病理诊断。CMP的诊断书写按发病时间顺序，最近诊断的写在前面。CMP的分期，应尽量按照每一原发肿瘤进行TNM分期。同时性/异时性CMP的治疗要首先考虑危及生命程度高的原发肿瘤来制定治疗方案，但也要兼顾多个原发肿瘤的治疗。CMP的预后，一般比疾病复发转移的预后好，但也与肿瘤本身的生物学行为有关。

2 多原发肿瘤流行病学

随总体癌症发病率的逐渐上升，以及因早筛和治疗进步带来癌症幸存者数量增加，CMP的发生已愈发普遍。

2.1 发生率

目前文献报道CMP的发生率差异较大，国外在1%~17%，主要原因是CMP的定义、随访时间长短和数据获取方法不同导致统计方法不统一。目前使用两个最常见的定义是由美国监测、流行病学和结果数据库（SEER）项目以及国际癌症登记协会和国际癌症研究机构（IACR/IARC）提供的。两者在部位分类和异时性多原发时间间隔的定义上存在差异。一项基于SEER的癌症队列报道约8.1%发生了第二CMP。基于尸检的回顾性研究报道患有CMP占所有尸检的0.8%~1.1%，占所有癌症尸检的3.6%~5.0%。根据IACR标准，一项欧洲22个国家约300万癌症患者研究约6.3%发现CMP。意大利癌症登记处对160余万癌症患者中位随访14年，观察到5.2%发生CMP。中国目前仅有多项以医院为基础的单中心数据，总体发生率在0.4%~2.0%，低于国外报道。CMP病例以双原发为主，约占90%，三原发、四原发、五原发及以上各占5%、3%和1%左右。随时间推移，CMP发生有逐渐增多趋势。

2.2　发病年龄与间隔时间

CMP的发病年龄报道不一，初始癌症发病平均一般为50~60岁。不同报道的第一原发与第二原发癌症之间的平均间隔时间从1~7年不等。间隔时间越短、预后越差。第一原发肿瘤诊断时年龄越小者患CMP相对风险越大。0~17岁首次诊断出癌症者相对风险是70岁以上首次诊断出癌症者的6倍。

2.3　性别比

CMP发生总体上男女差异不大，在2.34∶1到1∶1.3之间。性别比在不同年龄段、癌种或人种中有差异。

2.4　好发部位

CMP的好发部位为同一器官、成对器官和同一系统的器官。发生CMP的风险在不同癌症部位有所不同，不同国家和地区的癌瘤谱也有很大差异。头颈部、乳腺、泌尿系统和消化系统是文献报道中国CMP的好发部位。美国发生第二CMP风险最高的第一原发肿瘤是原发性膀胱恶性肿瘤，最低的是原发性肝恶性肿瘤。乳腺、结直肠癌和前列腺不仅是第一原发恶性肿瘤数量最多的部位，也是CMP数量最多的部位之一。

3 多原发肿瘤诊断的书写建议

3.1 规范输入 CMP 的疾病代码

3.2 CMP 诊断书写

多原发癌，累及部位，按时间顺序写原发部位，最近的写在最前面，加术后/放疗后提示原发灶已经治疗过。

（1）如转移不知来源，可以写：多原发癌，腹膜后淋巴结和盆腔转移，卵巢癌术后，肺鳞癌术后。

（2）如转移来源诊断明确，可分别写：多原发癌，右肺腺癌肝、骨转移，左乳腺癌术后。

（3）如其中一种肿瘤明确，另外的转移病灶不明确原发灶，可以写：多原发癌，右锁骨上淋巴结转移性鳞癌，左乳腺癌术后。

3.3 转移病灶书写顺序

转移病灶按严重程度依次书写，依次为脑、肝、肺、骨、淋巴结。

3.4 诊断书写的其他内容

（1）伴随疾病且目前正在接受治疗。

（2）严重疾病，虽已恢复但可能影响药物治疗选择，如心肌梗死、脑卒中等。

（3）严重症状和实验室检查需要处理的，如心包积液、病理性骨折、Ⅳ度血小板减少等。

第二节 多原发肿瘤的诊断原则

1 体检、化验、分子检测

1.1 初始评价

仔细询问既往肿瘤病史（包括基因检测结果）、相应治疗史、家族史、感染史（HBV、HPV、EBV）、其他个人史（吸烟等）。对以下特点者，需怀疑为独立CMP：原发肿瘤治疗后≥5年，影像学提示新发恶性病变；新发恶性病变非原发肿瘤淋巴或血行转移常见部位；无法用已患肿瘤解释肿瘤标志物异常升高；具有遗传性肿瘤家族史。

1.2 体格检查

完整体格检查：重点包括浅表淋巴结、既往肿瘤受累部位、既往放疗野内及新发怀疑第二肿瘤部位的针对性查体。

1.3 实验室检查

结合病史完善常规检查：血常规、尿常规、粪常规+隐血、肝肾功能、电解质；若患者既往使用过心脏毒性细胞毒药物（多柔比星，表柔比星，吡柔比星、脂质体多柔比星等），需完善心脏超声、心电图。完善肿瘤标志物检测，同时参考既往肿瘤标志物结果。根据临床导向完善其他检查，例如内镜检查、超声等，对既往曾接受联合化疗者出现新发血常规明显异常，可完善骨髓穿刺排除第二原发血液系统疾患可能。

有条件行二代测序（NGS）：对有明确家族史者，推荐行临床导向的胚系基因检测，如怀疑 Lynch 综合征需完善微卫星不稳定（MSI）检测、对有乳腺癌/卵巢癌家族史者完善 BRCA1/2 基因突变检测、对怀疑家族性结肠腺瘤样息肉病者完善 APC 基因突变检测、对怀疑 Li-Fraumeni 家族性癌综合征者完善 TP53 基因突变检测等。此外，若新发部位的活检组织学与既往肿瘤相同，但临床高度怀疑第二原发肿瘤，建议分别进行 NGS，以为诊疗提供依据。必要时可在 NGS 结果基础上行 ctDNA 检测，为 CMP 治疗优先级提供参考。

2　病理检查

2.1　细胞病理学检查

2.1.1　细针抽吸活检

（1）细针抽吸活检（FNA）用于 CMP 初始定性诊断或无法行组织病理学检查时。

（2）细针抽吸活检制备的细胞块标本可试行免疫组化检测，但通常无法保证足够标本进行组织学病理检查。

2.1.2　脱落细胞检查

脱落细胞检查偶可用于发现第二原发病灶，如：

①怀疑肺部肿瘤，可行痰脱落细胞检查。②怀疑食道肿瘤，可行食管脱落细胞检查。③怀疑泌尿系统来源，可行尿液脱落细胞检查。

2.2　组织病理学检查

（1）对肿瘤活检或手术标本行组织病理学诊断是CMP诊断的金标准。

（2）病理诊断需足够瘤组织，最佳获取方式为组织切除/切取活检或空芯针穿刺活检，条件受限也可选择可制备细胞块的细针抽吸活检或胸腹水细胞团块。

2.2.1　光镜下分类

CMP光镜下可表现为同样的或不同的组织学类型：①看到原位癌成分，支持CMP。②不同组织学类型，易区分为CMP，如癌和肉瘤，鳞癌和腺癌等。③相同组织学类型，难区分为CMP，需进一步行免疫组化或分子检测鉴别。

2.2.2　免疫组化检查

（1）免疫组化检查通常在福尔马林石蜡包埋组织样本中进行，对光镜下无法明确诊断的肿瘤均需进一步行免疫组化检查。

（2）免疫组化检查可确定组织来源（癌，肉瘤，淋巴瘤，恶性黑色素瘤等）；在相同组织学类型的肿瘤中可能有助于鉴别组织来源。

2.2.3 肿瘤特异性免疫组化标志物

表 2-1 肿瘤特异性免疫组化标志物

免疫组化结果	肿瘤类型
GCDFPl5、Mammaglobin	乳腺癌
TTF1（CK7+、CK20-情况下）	肺癌
HepPar1	肝癌
RCC	肾癌
Thyrobolulin（TG）、TTF1	甲状腺肿瘤
PLAP/OCT4	生殖细胞肿瘤
CDX2（CK7-、CK20+情况下）	结直肠癌
WT1、PAX8	卵巢癌
Chromogranin A（CgA）、Synaptophysin（syn）	神经内分泌肿瘤
Leukocyte common antigen（LCA）	淋巴瘤或白血病
p53、p16、p27 和 HER-2 在肺癌病灶的差异表达	鉴别 CMP 与肺内转移
EBER	鼻咽癌或 EB 病毒相关淋巴瘤
P16	口咽部肿瘤或宫颈癌

3 分子检测

3.1 分子检测原理

（1）转移和复发性肿瘤与原发肿瘤的遗传学特征相似。

（2）第二原发肿瘤与第一原发肿瘤的遗传学特征可能不同。

3.2 临床证据

（1）肿瘤组织起源基因检测基于实时荧光定量PCR方法，通过分析基因的表达水平可用于鉴别CMP的组织起源，在CMP中与病理诊断一致性为93.2%。

（2）检测EGFR基因突变及ALK基因重排可用于鉴别多原发肺癌和肺内转移癌。

（3）多态性微卫星标记分析在多原发肺癌中表现不一致趋势，而在转移肿瘤和原发肿瘤之间表现出一致的趋势。

（4）微阵列比较基因组杂交通过分析基因拷贝数变化，发现转移癌和CMP的一致率具有差异，分别为55.5%和19.6%，且与病理诊断一致为83%。

4 放射诊断

CMP放射影像诊断以CT检查为主，建议增强扫描。近年来多参数磁共振成像（mp-MRI）检查：包括常规平扫图像、弥散加权成像（diffusion weighted imaging，DWI）和动态增强MRI（dynamic contrast-enhanced MRI，DCE-MRI）在肿瘤的诊断、鉴别和疗效评估的应用越来越广泛，特别对一些组织器官肿瘤的检出和鉴别有更大优势，例如：mp-MRI对中枢神经系统、头颈部肿瘤和软组织肿瘤的诊断和鉴别、对子宫和前列腺病变的检出、鉴别和临床分期优于CT；

mp-MRI对乳腺病变的诊断和鉴别优于乳腺X线摄片和超声检查；mp-MRI对肝脏、肾上腺肿瘤的诊断和鉴别有补充诊断价值；mp-MRI对骨转移瘤的诊断总体优于CT，但对肋骨转移仍以薄层CT骨窗为佳。肺部转移瘤和第二原发肿瘤的检出和鉴别以CT扫描为佳。CT尿路造影（CTU）对尿路系统微小病灶的检出有重要价值，对肾脏占位病变的检出和鉴别建议mp-MRI。

5 核医学

5.1 CMP诊断

PET/CT探测全身瘤灶较敏感，有助CMP诊断或指导活检部位。

5.2 肿瘤负荷和分期

PET/CT行全身肿瘤负荷评估和各肿瘤分别分期，提供肿瘤治疗决策信息。

5.3 根治性治疗决策

某些情况下，CMP进行局部根治性治疗时，治疗前 ^{18}F-FDG PET/CT检查或特异性肿瘤PET/CT是必须的。

5.4 特异性肿瘤PET/CT检查

参照病理免疫组化指标，有条件单位可行相关肿瘤特异性PET/CT分子影像，以帮助鉴别转移瘤来源，如：合并雌激素受体阳性的乳腺癌，可行 ^{18}F-FES PET/CT（雌激素受体显像）；合并神经内分泌肿瘤（NET），可考虑 ^{68}Ga-TATE PET/CT（生长抑素受体显像）；合并前列腺癌，可行 ^{18}F/^{68}Ga-PSMA PET/CT（前列腺特异性膜抗原显像）；合并HER-2阳性乳腺癌或胃癌，可行 ^{68}Ga-HER-2 PET/CT（HER-2受体显像）。

第三节　多原发肿瘤的治疗原则

1　多原发肿瘤的治疗原则

CMP的疗效常好于复发、转移癌。关键在临床医师对CMP的认识和警惕。治疗上按每一个原发肿瘤治疗原则处理：①按每个原发肿瘤的生物学行为和分期，决定治疗的先后顺序；②首先处理恶性程度高和分期较晚的肿瘤；③CMP应尽量明确每一个转移灶的原发病灶。此外，对于CMP的治疗需充分评估年龄及器官功能耐受性后进行。

2　多原发肿瘤的外科治疗

对同时性CMP，应首先评估两种或两种以上原发肿瘤的分期，若均为早期，且无手术禁忌证，可评估是否可耐受同期或分期手术；如评估两种或两种以上原发肿瘤无法手术切除，应在尽可能兼顾两者同时以恶性程度较高者为主。相同的，若评估有手术禁忌证或不可耐受手术，亦应在制定治疗方案时以恶性程度较高者为主。

对异时性CMP，应首先充分评估原发肿瘤的分期。若第二原发肿瘤为早期，第一原发肿瘤无复发转移，无手术禁忌证，应在可耐受情况下首先行手术治疗。若第二原发肿瘤不可切除，或第一原发肿瘤同时有复发转移，或有手术禁忌证，应兼顾两者并以恶性程度较高者为主。

3　多原发肿瘤的内科治疗

对同时性CMP，若两种或两种以上原发肿瘤均为早期，均手术切除，推荐按各原发肿瘤的辅助治疗原则行内科治疗；若两种或两种以上原发肿瘤无法切除；或有手术禁忌证，推荐兼顾两者并以恶性程度较高者为主，选择内科治疗方案尽量兼顾多个原发肿瘤，且药物之间至少有证据提示无拮抗作用。治疗方案须考虑既往放化疗的毒副反应。如鼻咽癌治疗后局部的第二原发肿瘤，恶性程度高，须考虑出血、脑脊液外漏等可能性。不同原发肿瘤的疗效评价要分开描述，如肺癌和乳腺癌双原发者，需分别进行肺癌和乳腺癌的疗效评价。如临床上遇到不同部位的肿瘤退缩明显不一致，需要重新做活检，明确病变性质和起源。

对异时性CMP，若第二原发肿瘤为早期，手术切除；第一原发肿瘤无复发转移，推荐按第二原发肿瘤的辅助治疗原则行内科治疗；若第二原发肿瘤不可切除，或第一原发肿瘤同时有复发转移，或有手术禁忌证，推荐兼顾两者并以恶性程度较高者为主，选择内科治疗方案。

4　多原发肿瘤的放射治疗

对同时性CMP，若其中存在放疗可治愈的肿瘤，则行放疗，同时对另一原发肿瘤进行评估：若为早期则手术切除；若虽为局限期，但无法切除，或有手术禁忌证，则行内科治疗。若两种或两种以上原发瘤均为早期，均手术切除，推荐按各原发肿瘤的辅助放疗原则行放疗。若两种或两种以上原发肿瘤虽为局限期无法切除；或有手术禁忌，则兼顾两者并以恶性程度较高者为主，选择放疗。

对于异时性CMP，若第二原发肿瘤为早期，已手术根治，第一原发肿瘤无复发转移，则按第二原发肿瘤的辅助放疗原则行放疗。若第二原发肿瘤不可手术切除的局部晚期，或第一原发肿瘤同时有复发转移，或有手术禁忌证，则推荐兼顾两者并以恶性程度较高者为主，可据肿瘤病理类型考虑选择放疗方案。

第四节　多原发肿瘤的随访原则

CMP如能早期发现及准确诊断，预后明显优于单原发恶性肿瘤的复发或转移，文献报道CMP10年生存率为69%。同时性和异时性CMP的生存期存在显著差异。Ikeda等报道同时性CMP组10年生存率为40%，异时性CMP组为75%，异时性CMP组中两种肿瘤发生的时间间隔越长，预后越好。CMP的疗效好于复发、转移性肿瘤。但CMP普遍比单发恶性肿瘤预后差，故对CMP推荐行全面、动态、康复随访。

对接受根治性或系统性抗瘤治疗者，随访目标为：①已患肿瘤是否进展及复发或新的原发肿瘤；②监测远期并发症；③健康生活宣教。随访频率推荐参考特定部位肿瘤的管理，可考虑2年内一般每3个月随访1次。对接受根治性术后患者，治疗结束2年后可半年随访1次。随访内容包括：严格体格检查；肿瘤类型导向的影像学检查（B超、CT及MRI，或PET/CT、PET/MRI）及腔镜检查；血液学肿瘤相关标记物检测；心理状态、社会适应能力、生活方式随访等。对未接受根治性或系统性抗瘤治疗者，酌情考虑和适当采用社会心理支持、对症处理、临终讨论、姑息护理干预和临终关怀。

参考文献

[1] ZHU M，LIU X，QU Y，et al. Bone metastasis pattern of can-cer patients with bone metastasis but no visceral metastasis [J]. Journal of bone oncology，2019，15：100219.

[2] SHAO Y，LIU X，HU S，et al. Sentinel node theory helps tracking of primary lesions of cancers of unknown primary [J]. BMC cancer，2020，20（1）：1-8.

[3] RASSY E，PAVLIDIS N. The currently declining incidence of cancer of unknown primary [J]. Cancer Epidemiol，2019，61：139-41.

[4] BINDER C，MATTHES K L，KOROL D，et al. Cancer of un-known primary-Epidemiological trends and relevance of com-prehensive genomic profiling [J]. Cancer medicine，2018，7（9）：4814-24.

[5] BREWSTER D H，LANG J，BHATTI L A，et al. Descriptive epidemiology of cancer of unknown primary site in Scotland，1961-2010 [J]. Cancer Epidemiol，2014，38（3）：227-34.

[6] MNATSAKANYAN E，TUNG W C，CAINE B，et al. Cancer of unknown primary：time trends in incidence，United States [J]. Cancer causes & control：CCC，2014，25（6）：747-57.

[7] LEVI F，TE V C，ERLER G，et al. Epidemiology of unknown primary tumours [J]. Eur J Cancer，2002，38（13）：1810-2.

[8] VAN DE WOUW A J，JANSSEN-HEIJNEN M L，COE-BERGH J W，et al. Epidemiology of unknown primary tu-mours；incidence and population-based survival of 1285 pa-tients in Southeast Netherlands，1984-1992 [J]. Eur J Cancer，2002，38（3）：409-13.

[9] FIZAZI K，GRECO F A，PAVLIDIS N，et al. Cancers of un-known primary site：ESMO Clinical Practice Guidelines for di-

agnosis, treatment and follow-up [J]. Ann Oncol, 2015, 26:
v133-8.

[10] Krämer A, Löffler H. Cancer of Unknown Primary. 2015.

[11] KWEE T C, KWEE R M. Combined FDG-PET/CT for the detection of unknown primary tumors: systematic review and meta-analysis [J]. European radiology, 2009, 19 (3): 731-44.

[12] Lee JR, Kim JS, Roh J-L, et al. Detection of Occult Primary Tumors in Patients with Cervical Metastases of Unknown Primary Tumors: Comparison of 18F FDG PET/CT with Contrast-enhanced CT or CT/MR Imaging—Prospective Study. Radiology. November 2014.

[13] SELVES J, LONG-MIRA E, MATHIEU M C, et al. Immunohistochemistry for Diagnosis of Metastatic Carcinomas of Unknown Primary Site [J]. Cancers (Basel), 2018, 10 (4): 108.

[14] YE Q, WANG Q, QI P, et al. Development and Clinical Validation of a 90-Gene Expression Assay for Identifying Tumor Tissue Origin [J]. The Journal of molecular diagnostics: JMD, 2020, 22 (9): 1139-50.

[15] ZHENG Y, DING Y, WANG Q, et al. 90-gene signature assay for tissue origin diagnosis of brain metastases [J]. Journal of translational medicine, 2019, 17 (1): 1-9.

[16] WANG Q, XU M, SUN Y, et al. Gene Expression Profiling for Diagnosis of Triple-Negative Breast Cancer: A Multicenter, Retrospective Cohort Study [J]. Frontiers in oncology, 2019, 9: 115.

[17] ZHENG Y, SUN Y, KUAI Y, et al. Gene expression profiling for the diagnosis of multiple primary malignant tumors [J]. Cancer cell international, 2021, 21 (1): 1-9.

[18] WANG Q, LI F, JIANG Q, et al. Gene Expression Profiling for Differential Diagnosis of Liver Metastases: A Multicenter,

Retrospective Cohort Study [J]. Frontiers in oncology, 2021, 11: 3510.

[19] ZHANG Y, XIA L, MA D, et al. 90-Gene Expression Profiling for Tissue Origin Diagnosis of Cancer of Unknown Primary [J]. Frontiers in oncology, 2021, 11: 4127.

[20] LEE M S, SANOFF H K. Cancer of unknown primary [J]. BMJ, 2020, 371: m4050.

[21] LAPROVITERA N, RIEFOLO M, AMBROSINI E, et al. Cancer of Unknown Primary: Challenges and Progress in Clinical Management [J]. Cancers 2018, Vol 10, Page 108. 2021; 13 (3): 451.

[22] PINKIEWICZ M, DOROBISZ K, ZATOŃSKI T. A Systematic Review of Cancer of Unknown Primary in the Head and Neck Region [J]. Cancer management and research, 2021, 13: 7235-41.

[23] MAGHAMI E, ISMAILA N, ALVAREZ A, et al. Diagnosis and Management of Squamous Cell Carcinoma of Unknown Primary in the Head and Neck: ASCO Guideline [J]. Journal of clinical oncology: official journal of the American Society of Clinical Oncology, 2020, 38 (22): 2570-96.

[24] HUEY R W, SMAGLO B G, ESTRELLA J S, et al. Cancer of Unknown Primary Presenting as Bone-Predominant or Lymph Node-Only Disease: A Clinicopathologic Portrait [J]. Oncologist, 2021, 26 (4): e650-e7.

[25] RASSY E, ZANATY M, AZOURY F, et al. Advances in the management of brain metastases from cancer of unknown primary [J]. Future Oncol, 2019, 15 (23): 2759-68.

[26] RASSY E, PAVLIDIS N. Progress in refining the clinical management of cancer of unknown primary in the molecular era [J]. Nat Rev Clin Oncol, 2020, 17 (9): 541-54.

[27] OLIVIER T, FERNANDEZ E, LABIDI-GALY I, et al. Re-

defining cancer of unknown primary: Is precision medicine really shifting the paradigm? [J]. Cancer treatment reviews, 2021, 97: 102204.

[28] BAKOW B R, ELCO C P, LEGOLVAN M, et al. Molecular Profiles of Brain and Pulmonary Metastatic Disease in Cancer of Unknown Primary [J]. Oncologist, 2020, 25 (7): 555-9.

[29] BRIASOULIS E, KALOFONOS H, BAFALOUKOS D, et al. Carboplatin plus paclitaxel in unknown primary carcinoma: a phase II Hellenic Cooperative Oncology Group Study [J]. Journal of clinical oncology: official journal of the American Society of Clinical Oncology, 2000, 18 (17): 3101-7.

[30] GROSS-GOUPIL M, FOURCADE A, BLOT E, et al. Cisplatin alone or combined with gemcitabine in carcinomas of unknown primary: results of the randomised GEFCAPI 02 trial [J]. Eur J Cancer, 2012, 48 (5): 721-7.

[31] GRÖSCHEL S, BOMMER M, HUTTER B, et al. Integration of genomics and histology revises diagnosis and enables effective therapy of refractory cancer of unknown primary with PDL1 amplification [J]. Cold Spring Harbor molecular case studies, 2016, 2 (6): a001180.

[32] VARGHESE A M, ARORA A, CAPANU M, et al. Clinical and molecular characterization of patients with cancer of unknown primary in the modern era [J]. Ann Oncol, 2017, 28 (12): 3015-21.

[33] HAINSWORTH J D, RUBIN M S, SPIGEL D R, et al. Molecular gene expression profiling to predict the tissue of origin and direct site-specific therapy in patients with carcinoma of unknown primary site: a prospective trial of the Sarah Cannon research institute [J]. Journal of clinical oncology: official journal of the American Society of Clinical Oncology, 2013, 31 (2): 217-23.

[34] HAYASHI H, KURATA T, TAKIGUCHI Y, et al. Randomized Phase II Trial Comparing Site-Specific Treatment Based on Gene Expression Profiling With Carboplatin and Paclitaxel for Patients With Cancer of Unknown Primary Site [J]. Journal of clinical oncology: official journal of the American Society of Clinical Oncology, 2019, 37 (7): 570-9.

[35] ROSS J S, SOKOL E S, MOCH H, et al. Comprehensive Genomic Profiling of Carcinoma of Unknown Primary Origin: Retrospective Molecular Classification Considering the CUPISCO Study Design [J]. Oncologist, 2021, 26 (3): e394-e402.

[36] PAULI C, BOCHTLER T, MILESHKIN L, et al. A Challenging Task: Identifying Patients with Cancer of Unknown Primary (CUP) According to ESMO Guidelines: The CUPISCO Trial Experience [J]. Oncologist, 2021, 26 (5): e769-e79.

[37] HAYASHI H, TAKIGUCHI Y, MINAMI H, et al. Site-Specific and Targeted Therapy Based on Molecular Profiling by Next-Generation Sequencing for Cancer of Unknown Primary Site: A Nonrandomized Phase 2 Clinical Trial [J]. JAMA Oncol, 2020, 6 (12): 1931-8.

[38] VOGT A, SCHMID S, HEINIMANN K, et al. Multiple primary tumours: challenges and approaches, a review [J]. ESMO Open, 2017, 2 (2): e000172.

[39] DONIN N, FILSON C, DRAKAKI A, et al. Risk of second primary malignancies among cancer survivors in the United States, 1992 through 2008 [J]. Cancer, 2016, 122 (19): 3075-86.

[40] COYTE A, MORRISON D S, MCLOONE P. Second primary cancer risk - the impact of applying different definitions of multiple primaries: results from a retrospective population-based cancer registry study [J]. BMC cancer, 2014, 14: 272.

[41] AMER M H. Multiple neoplasms, single primaries, and pa-

tient survival [J]. Cancer management and research，2014，6：119-34.

[42] WEIR H K，JOHNSON C J，THOMPSON T D. The effect of multiple primary rules on population-based cancer survival [J]. Cancer causes & control：CCC，2013，24（6）：1231-42.

[43] GROUP A W. Italian cancer figures，report 2013：Multiple tumours [J]. Epidemiol Prev，2013，37（4-5 Suppl 1）：1-152.

[44] ROSSO S，DE ANGELIS R，CICCOLALLO L，et al. Multiple tumours in survival estimates [J]. Eur J Cancer，2009，45（6）：1080-94.

[45] MARIOTTO A B，ROWLAND J H，RIES L A，et al. Multiple cancer prevalence：a growing challenge in long-term survivorship [J]. Cancer Epidemiol Biomarkers Prev，2007，16（3）：566-71.

[46] LEE T K，MYERS R T，SCHARYJ M，et al. Multiple primary malignant tumors（MPMT）：study of 68 autopsy cases（1963-1980）[J]. J Am Geriatr Soc，1982，30（12）：744-53.

[47] HAJDU S I，HAJDU E O. Multiple primary malignant tumors [J]. J Am Geriatr Soc，1968，16（1）：16-26.

[48] ZHAI C，CAI Y，LOU F，ET AL. Multiple Primary Malignant Tumors - A Clinical Analysis of 15，321 Patients with Malignancies at a Single Center in China [J]. Journal of Cancer，2018，9（16）：2795-801.

[49] LIU Z，LIU C，GUO W，ET AL. Clinical analysis of 152 cases of multiple primary malignant tumors in 15，398 patients with malignant tumors [J]. PLoS One，2015，10（5）：e0125754.

[50] 王成峰，邵永孚，张海增，等. 多原发恶性肿瘤 [J]. 中国肿瘤临床，2000，06：35-8.

[51] SOERJOMATARAM I，COEBERGH J W. Epidemiology of

multiple primary cancers [J]. Methods Mol Biol, 2009, 471: 85-105.

[52] BABACAN N A, AKSOY S, CETIN B, et al. Multiple primary malignant neoplasms: multi-center results from Turkey [J]. J BUON, 2012, 17 (4): 770-5.

[53] WORKING GROUP R. International rules for multiple primary cancers (ICD-0 third edition) [J]. Eur J Cancer Prev, 2005, 14 (4): 307-8.

[54] WEINBERG B A, GOWEN K, LEE T K, et al. Comprehensive Genomic Profiling Aids in Distinguishing Metastatic Recurrence from Second Primary Cancers [J]. Oncologist, 2017, 22 (2): 152-7.

[55] GOTO T, HIROTSU Y, MOCHIZUKI H, et al. Mutational analysis of multiple lung cancers: Discrimination between primary and metastatic lung cancers by genomic profile [J]. Oncotarget, 2017, 8 (19): 31133-43.

[56] ARAI J, TSUCHIYA T, OIKAWA M, et al. Clinical and molecular analysis of synchronous double lung cancers [J]. Lung Cancer, 2012, 77 (2): 281-7.

[57] YANG Z, XIE Y, LIU C, et al. The clinical value of (18) F-fluoroestradiol in assisting individualized treatment decision in dual primary malignancies [J]. Quant Imaging Med Surg, 2021, 11 (9): 3956-65.

[58] 樊代明.整合肿瘤学·临床卷[M].北京:科学出版社, 2021.

[59] 樊代明.整合肿瘤学·基础卷[M].西安:世界图书出版西安有限公司, 2021.